Revolutionizing Your Body and Mind Through a Healthier Lifestyle

एक स्वस्थ जीवन शैली के माध्यम से अपने शरीर और मन में क्रांति लाना

Anand Joshi

Copyright © [2023]

Title: Revolutionizing Your Body and Mind Through a Healthier Lifestyle
Author's: **Anand Joshi**

This book was printed and published by [Publisher's: **Anand Joshi**] in [2023]

ISBN:

Table of content

Chapter 1: Introduction to a Healthier Lifestyle

Chapter 1: स्वस्थ जीवन शैली का परिचय

स्वस्थ जीवन शैली क्या है?

एक स्वस्थ जीवन शैली आपके शरीर और दिमाग को स्वस्थ रखने के लिए आपके द्वारा किए जाने वाले विकल्पों का समूह है। इसमें आपकी खान-पान की आदतें, व्यायाम की दिनचर्या, तनाव प्रबंधन तकनीक, और पर्याप्त नींद शामिल हैं।

स्वस्थ जीवन शैली अपनाने के कई लाभ हैं, जिनमें शामिल हैं:

- कम बीमारियों का खतरा
- अधिक ऊर्जा और सहनशक्ति
- बेहतर मनोदशा और मानसिक स्वास्थ्य
- स्वस्थ वजन बनाए रखना
- आयु बढ़ाना

स्वस्थ जीवन शैली अपनाना हर किसी के लिए अलग होता है, लेकिन कुछ सामान्य सिद्धांत हैं जिनका पालन करना चाहिए।

खान-पान

- भरपूर मात्रा में फल, सब्जियां, और साबुत अनाज खाएं।
- प्रसंस्कृत खाद्य पदार्थों, शर्करा और अस्वास्थ्यकर वसा का सेवन सीमित करें।
- नियमित रूप से और संतुलित भोजन करें।

व्यायाम

- हर सप्ताह कम से कम 150 मिनट मध्यम-तीव्रता वाला व्यायाम या 7 मिनट उच्च-तीव्रता वाला व्यायाम करें।

- विभिन्न प्रकार के व्यायाम करें, जैसे कि कार्डियो, शक्ति प्रशिक्षण, और लचीलापन प्रशिक्षण।

नाव प्रबंधन

- तनाव से निपटने के लिए स्वस्थ तरीके खोजें, जैसे कि व्यायाम, योग, या ध्यान।
- पर्याप्त नींद लें।
- सहायक मित्रों और परिवार के सदस्यों के साथ समय बिताएं।

नींद

- हर रात 7-8 घंटे की नींद लें।
- एक नियमित नींद का समय निर्धारित करें और उससे चिपके रहें।
- एक अंधेरे, शांत और आरामदायक कमरे में सोएं।

वस्थ जीवन शैली अपनाने के लिए टिप्स

- अपने छोटे से शुरू करें। यदि आप सभी परिवर्तनों को एक साथ करने का प्रयास करते हैं, तो आप जल्दी से हतोत्साहित हो सकते हैं। इसके बजाय, एक या दो परिवर्तनों पर ध्यान दें और जब वे आदत बन जाएं तो और करें।
- अपने लिए लक्ष्य निर्धारित करें। यह आपको प्रेरित रखने और आपकी प्रगति को ट्रैक करने में मदद करेगा।
- एक सपोर्ट सिस्टम बनाएं। दोस्तों और परिवार के सदस्यों को बताएं कि आप स्वस्थ जीवन शैली अपना रहे हैं और उनसे समर्थन मांगें।
- धैर्य रखें। स्वस्थ जीवन शैली अपनाने में समय लगता है। निराश न हों और हार न मानें।

दि आपको कोई स्वास्थ्य संबंधी समस्या है, तो स्वस्थ जीवन शैली अपनाने से हले अपने डॉक्टर से बात करें। वे आपको सुरक्षित और प्रभावी तरीके से अपने क्ष्यों को प्राप्त करने में मदद कर सकते हैं।

वस्थ जीवन शैली के कुछ उदाहरण

- नाश्ते में फल, दही और ओट्स खाना।
- दोपहर के भोजन में सलाद, grilled chicken और brown bread खाना।
- रात के खाने में grilled fish, roasted vegetables और brown rice खाना।
- हर दिन कम से कम 30 मिनट की तेज पैदल चलना या जॉगिंग करना।
- हर सप्ताह कम से कम दो बार योग या ध्यान करना।
- हर रात 7-8 घंटे की नींद लेना।

ये सिर्फ कुछ उदाहरण हैं। आपके लिए सबसे अच्छा स्वस्थ जीवन शैली वह है ज
आपको पसंद है और जिससे आप आसानी से जुड़ सकते हैं।

निष्कर्ष

स्वस्थ जीवन शैली अपनाने से आप अपने जीवन की गुणवत्ता में सुधार कर सक
हैं और लंबे समय तक स्वस्थ और सक्रिय रह सकते हैं। स्वस्थ जीवन शैल
अपनाने के लिए किसी भी समय देर नहीं होती है। आज ही शुरुआत करें!

स्थ जीवन शैली क्यों महत्वपूर्ण है?

न स्वस्थ जीवन शैली वह है जो आपके समग्र स्वास्थ्य और भलाई को बढ़ावा देती इसमें आपके physical, mental, and emotional well-being शामिल हैं। एक स्थ जीवन शैली जीने का मतलब यह नहीं है कि आपको परफेक्ट होने की रूरत है। इसका मतलब है कि आप अपने स्वास्थ्य को प्राथमिकता देते हैं और ी निर्णय लेते हैं जो आपके भविष्य के लिए अच्छे हों।

ां कुछ कारण बताए गए हैं कि एक स्वस्थ जीवन शैली क्यों महत्वपूर्ण है:

- **यह आपके जीवन की गुणवत्ता में सुधार करता है।** जब आप स्वस्थ होते हैं, तो आपके पास अधिक ऊर्जा होती है, आप बेहतर महसूस करते हैं, और आप जीवन का अधिक आनंद ले सकते हैं। आप अपनी नौकरी, अपने रिश्तों और अपने शौक के साथ बेहतर प्रदर्शन करने में भी सक्षम होंगे।
- **यह आपको बीमारी से बचाता है।** एक स्वस्थ जीवन शैली जीना आपको हृदय रोग, स्ट्रोक, कैंसर, मधुमेह और अन्य पुरानी बीमारियों के विकास के जोखिम को कम करने में मदद कर सकता है।
- **यह आपकी उम्र बढ़ाता है।** अध्ययनों ने दिखाया है कि स्वस्थ जीवन शैली जीने वाले लोग औसतन लंबे समय तक जीवित रहते हैं।
- **यह आपको पैसे बचाता है।** बीमार होने पर इलाज महंगा हो सकता है। एक स्वस्थ जीवन शैली जीने में निवेश करने से आप भविष्य में चिकित्सा लागतों को बचा सकते हैं।

स्थ जीवन शैली कैसे जीएं

न स्वस्थ जीवन शैली जीना मुश्किल नहीं है। बस कुछ छोटे बदलाव करने की रूरत है। यहां कुछ सुझाव दिए गए हैं:

- **संतुलित आहार खाएं।** आपके आहार में विभिन्न प्रकार के खाद्य पदार्थ होने चाहिए, जिसमें फल, सब्जियां, साबुत अनाज, और दुबला प्रोटीन शामिल हैं। प्रसंस्कृत खाद्य पदार्थ, शर्करा और अस्वास्थ्यकर वसा को सीमित करें।

- **नियमित रूप से व्यायाम करें।** अधिकांश वयस्कों को सप्ताह में कम से कम 150 मिनट मध्यम-तीव्र एरोबिक गतिविधि या 75 मिनट तीव्र-तीव्र एरोबिक गतिविधि करनी चाहिए। आपको सप्ताह में कम से कम दो बार मांसपेशियों को मजबूत करने वाली गतिविधियाँ भी करनी चाहिए।
- **पर्याप्त नींद लें।** अधिकांश वयस्कों को रात में 7-8 घंटे की नींद की आवश्यकता होती है।
- **तनाव को प्रबंधित करें।** तनाव आपके समग्र स्वास्थ्य पर नकारात्मक प्रभाव डाल सकता है। ऐसे स्वस्थ तरीके खोजें जिनसे आप तनाव को प्रबंधित कर सकें, जैसे कि व्यायाम, योग, या ध्यान।

यदि आप एक स्वस्थ जीवन शैली शुरू करने के बारे में सोच रहे हैं, तो यहाँ कुछ युक्तियां दी गई हैं:

- **धीरे-धीरे शुरू करें।** आपको एक ही बार में हर चीज बदलने की जरूरत नहीं है। छोटे बदलावों से शुरू करें, जैसे कि दिन में एक अतिरिक्त सर्विंग सब्जियां खाना या हर हफ्ते एक अतिरिक्त बार टहलना जाना।
- **यथार्थवादी लक्ष्य निर्धारित करें।** ऐसे लक्ष्य निर्धारित करें जो आप प्राप्त कर सकें। यदि आप अपने लक्ष्यों को पूरा नहीं कर पाते हैं, तो आप हतोत्साहित महसूस कर सकते हैं और छोड़ सकते हैं।
- **अपने जीवन में स्वस्थ आदतों को शामिल करें।** उदाहरण के लिए, आप हर रात एक ही समय पर बिस्तर पर जा सकते हैं और उठ सकते हैं, और आप हर सुबह नाश्ता कर सकते हैं।
- **सहायता प्राप्त करें।** अपने दोस्तों, परिवार के सदस्यों, या डॉक्टर से बात करें कि आप एक स्वस्थ जीवन शैली शुरू करना चाहते हैं। वे आपको प्रेरित करने और समर्थन देने में मदद कर सकते हैं।

स्वस्थ जीवन शैली के लाभ आपके शरीर और मन के लिए

स्वस्थ जीवन शैली वह है जो आपके समग्र स्वास्थ्य और भलाई को बढ़ावा देती है। इसमें आपके शारीरिक (physical), मानसिक (mental), और भावनात्मक (emotional) स्वास्थ्य शामिल हैं। एक स्वस्थ जीवन शैली जीने का मतलब यह नहीं कि आपको परफेक्ट होने की जरूरत है। इसका मतलब है कि आप अपने स्वास्थ्य को प्राथमिकता देते हैं और ऐसे निर्णय लेते हैं जो आपके भविष्य के लिए अच्छे हों।

शरीर के लिए स्वस्थ जीवन शैली के लाभ

- **बीमारी का कम जोखिम:** एक स्वस्थ जीवन शैली जीने से आपको हृदय रोग, स्ट्रोक, कैंसर, मधुमेह, और अन्य पुरानी बीमारियों के विकास के जोखिम को कम करने में मदद मिल सकती है।
- **स्वस्थ वजन:** स्वस्थ जीवन शैली जीने से आपको एक स्वस्थ वजन बनाए रखने में मदद मिल सकती है। स्वस्थ वजन होना कई पुरानी बीमारियों के विकास के आपके जोखिम को कम कर सकता है।
- **अधिक ऊर्जा:** जब आप स्वस्थ होते हैं, तो आपके पास अधिक ऊर्जा होती है। इसका मतलब है कि आप अपने दिन-प्रतिदिन के कार्यों को अधिक आसानी से पूरा कर सकते हैं और आपके पास अपने शौक और रुचियों को आगे बढ़ाने के लिए अधिक ऊर्जा होगी।
- **बेहतर नींद:** स्वस्थ जीवन शैली जीने से आपको बेहतर नींद लेने में मदद मिल सकती है। पर्याप्त नींद लेना आपके समग्र स्वास्थ्य के लिए महत्वपूर्ण है।
- **कम दर्द:** स्वस्थ जीवन शैली जीने से आपको कुछ प्रकार के दर्द, जैसे कि जोड़ों का दर्द और पीठ दर्द, को कम करने में मदद मिल सकती है।

मन के लिए स्वस्थ जीवन शैली के लाभ

- **बेहतर मानसिक स्वास्थ्य:** स्वस्थ जीवन शैली जीने से आपको बेहतर मानसिक स्वास्थ्य बनाए रखने में मदद मिल सकती है। यह चिंता, अवसाद

और तनाव जैसी मानसिक स्वास्थ्य समस्याओं के जोखिम को कम क
सकता है।

- **तेज दिमाग:** स्वस्थ जीवन शैली जीने से आपको अपनी स्मृति औ
एकाग्रता में सुधार करने में मदद मिल सकती है। यह आपको सीखने औ
नई चीजें जानने में भी मदद कर सकता है।

- **बेहतर मूड:** स्वस्थ जीवन शैली जीने से आपको अपना मूड बेहतर करने
मदद मिल सकती है। यह आपको अधिक खुश, अधिक आशावादी औ
अधिक ऊर्जावान महसूस करने में मदद कर सकता है।

- **बेहतर रिश्ते:** स्वस्थ जीवन शैली जीने से आपको अपने रिश्तों को बेहत
बनाने में मदद मिल सकती है। जब आप स्वस्थ और खुश होते हैं, तो आ
अपने प्रियजनों के साथ बेहतर व्यवहार करते हैं और आपके पास उनवे
साथ अधिक सकारात्मक संबंध होते हैं।

स्वस्थ जीवन शैली कैसे जीएं

स्वस्थ जीवन शैली जीना मुश्किल नहीं है। बस कुछ छोटे बदलाव करने व
जरूरत है। यहां कुछ सुझाव दिए गए हैं:

- **संतुलित आहार खाएं।** आपके आहार में विभिन्न प्रकार के खाद्य पदा
होने चाहिए, जिसमें फल, सब्जियां, साबुत अनाज, और दुबला प्रोटी
शामिल हैं। प्रसंस्कृत खाद्य पदार्थ, शर्करा और अस्वास्थ्यकर वसा व
सीमित करें।

- **नियमित रूप से व्यायाम करें।** अधिकांश वयस्कों को सप्ताह में कम
कम 150 मिनट मध्यम-तीव्र एरोबिक गतिविधि या 75 मिनट तीव्र-ती
एरोबिक गतिविधि करनी चाहिए। आपको सप्ताह में कम से कम दो ब
मांसपेशियों को मजबूत करने वाली गतिविधियाँ भी करनी चाहिए।

- **पर्याप्त नींद लें।** अधिकांश वयस्कों को रात में 7-8 घंटे की नींद व
आवश्यकता होती है।

- **तनाव को प्रबंधित करें।** तनाव आपके समग्र स्वास्थ्य पर नकारात्मव
प्रभाव

वस्थ जीवन शैली कैसे शुरू करें

वस्थ जीवन शैली जीना आपके समग्र स्वास्थ्य और भलाई के लिए महत्वपूर्ण है। ह आपको बीमारी से बचा सकता है, आपकी जीवन प्रत्याशा बढ़ा सकता है, और ापके जीवन की गुणवत्ता में सुधार कर सकता है। हालांकि, स्वस्थ जीवन शैली ुरू करना मुश्किल हो सकता है। यहां कुछ युक्तियां दी गई हैं जो आपको आरंभ रने में मदद करेंगी:

. अपने लक्ष्य निर्धारित करें।

वस्थ जीवन शैली शुरू करने से पहले, यह महत्वपूर्ण है कि आप अपने लक्ष्य ेर्धारित करें। आप क्या हासिल करना चाहते हैं? क्या आप अपना वजन कम रना चाहते हैं? अपनी मांसपेशियों को मजबूत बनाना चाहते हैं? अपनी ऊर्जा ढ़ाना चाहते हैं? या तनाव कम करना चाहते हैं? एक बार जब आप अपने लक्ष्य ेर्धारित कर लेते हैं, तो आप एक ऐसी योजना बना सकते हैं जो आपको उन्हें ाप्त करने में मदद करेगी।

. छोटे बदलावों से शुरू करें।

ापको एक ही बार में सब कुछ बदलने की कोशिश नहीं करनी चाहिए। छोटे दलावों से शुरू करें और धीरे-धीरे अपनी जीवनशैली में बदलाव लाएं। उदाहरण ग लिए, आप दिन में एक अतिरिक्त सर्विंग सब्जियां खाना शुरू कर सकते हैं, या र हफ्ते एक अतिरिक्त बार टहलना जाना शुरू कर सकते हैं। एक बार जब आप न बदलावों को अपनी दिनचर्या में शामिल कर लेते हैं, तो आप अधिक बदलाव ुरू कर सकते हैं।

. स्वस्थ विकल्पों का चयन करें।

ब आप स्वस्थ जीवन शैली शुरू करते हैं, तो यह महत्वपूर्ण है कि आप स्वस्थ ेकल्पों का चयन करें। इसका मतलब है कि आपको अस्वास्थ्यकर खाद्य पदार्थ ोर पेय पदार्थों से बचना चाहिए, और इसके बजाय पौष्टिक खाद्य पदार्थों और पेय दार्थों का चयन करना चाहिए। उदाहरण के लिए, आपको प्रसंस्कृत खाद्य पदार्थ,

sugary drinks, और अस्वास्थ्यकर वसा के बजाय फल, सब्जियां, साबुत अनाज
और दुबला प्रोटीन का चयन करना चाहिए।

4. नियमित रूप से व्यायाम करें।

व्यायाम स्वस्थ जीवन शैली का एक महत्वपूर्ण हिस्सा है। यह आपको कैलोरी ब
करने, मांसपेशियों को मजबूत बनाने, और अपनी हड्डियों को मजबूत रखने
मदद कर सकता है। व्यायाम आपके तनाव को कम करने और आपके मूड क
बेहतर बनाने में भी मदद कर सकता है। अधिकांश वयस्कों को सप्ताह में कम
कम 150 मिनट मध्यम-तीव्र एरोबिक गतिविधि या 75 मिनट तीव्र-तीव्र एरोबि
गतिविधि करनी चाहिए। आपको सप्ताह में कम से कम दो बार मांसपेशियों क
मजबूत करने वाली गतिविधियाँ भी करनी चाहिए।

5. पर्याप्त नींद लें।

नींद आपके समग्र स्वास्थ्य के लिए महत्वपूर्ण है। जब आप पर्याप्त नींद नहीं लेते
तो आप अधिक थके हुए महसूस करते हैं, आपकी एकाग्रता कम होती है, औ
आप बीमार होने की अधिक संभावना रखते हैं। अधिकांश वयस्कों को रात में 7-
घंटे की नींद की आवश्यकता होती है।

6. तनाव का प्रबंधन करें।

तनाव आपके समग्र स्वास्थ्य पर नकारात्मक प्रभाव डाल सकता है। यह आप
रक्तचाप को बढ़ा सकता है, आपके हृदय रोग के जोखिम को बढ़ा सकता है, औ
आपके तनाव हार्मोन को बढ़ा सकता है। स्वस्थ जीवन शैली शुरू करने का एक
महत्वपूर्ण हिस्सा तनाव का प्रबंधन करना है। तनाव का प्रबंधन करने के क
तरीके हैं, जैसे कि व्यायाम, योग, या ध्यान।

7. एक सहायता प्रणाली बनाएं।

स्वस्थ जीवन शैली शुरू करना और बनाए रखना कठिन हो सकता है। एक
सहायता प्रणाली होने से आपको प्रेरित और समर्थित रहने में मदद मिल सकती है

ने परिवार के सदस्यों, दोस्तों, या डॉक्टर से बात करें कि आप स्वस्थ जीवन
ी शुरू

Chapter 2: Nutrition

Chapter 2: पोषण

पोषणयुक्त भोजन का महत्व

एक स्वस्थ आहार हमारे शरीर और दिमाग को अच्छी तरह से कार्य करने के लि
आवश्यक पोषक तत्व प्रदान करता है। यह हमारे प्रतिरक्षा प्रणाली को मजव
करता है, बीमारियों के जोखिम को कम करता है और हमें ऊर्जावान और स्व
महसूस करने में मदद करता है।

एक स्वस्थ आहार में विभिन्न प्रकार के खाद्य पदार्थ शामिल होते हैं, जिसमें फ
सब्जियां, साबुत अनाज, दुबला प्रोटीन और स्वस्थ वसा शामिल हैं। प्रत्येक ख
समूह विभिन्न पोषक तत्व प्रदान करता है, इसलिए यह महत्वपूर्ण है कि हम स
खाद्य समूहों से खाद्य पदार्थ खाएं।

फल और सब्जियां

फल और सब्जियां विटामिन, खनिज और फाइबर के उत्कृष्ट स्रोत हैं।
एंटीऑक्सिडेंट भी प्रदान करते हैं, जो हमारे शरीर को क्षति से बचाने में म
करते हैं।

साबुत अनाज

साबुत अनाज में कार्बोहाइड्रेट, फाइबर, विटामिन और खनिज होते हैं। वे ह
शरीर को ऊर्जा प्रदान करने और पाचन को स्वस्थ रखने में मदद करते हैं।

दुबला प्रोटीन

दुबला प्रोटीन में मछली, चिकन, बीन्स, नट और बीज शामिल हैं। वे हमारे श
को ऊतकों और मांसपेशियों को बनाने और मरम्मत करने में मदद करते हैं।

स्वस्थ वसा

स्थ वसा में एवोकैडो, नट्स, बीज और जैतून का तेल शामिल हैं। वे हमारे शरीर ो ऊर्जा प्रदान करने, हार्मोन बनाने और हमारे कोशिकाओं की रक्षा करने में दद करते हैं।

क स्वस्थ आहार का पालन करने के लिए सुझाव

- हर दिन विभिन्न प्रकार के फल और सब्जियां खाएं।
- साबुत अनाज चुनें और परिष्कृत अनाज को सीमित करें।
- दुबला प्रोटीन चुनें और संतृप्त और असंतृप्त वसा को सीमित करें।
- मीठे पेय और जंक फूड से बचें।
- भरपूर पानी पिएं।

क स्वस्थ आहार के लाभ

क स्वस्थ आहार के कई लाभ हैं, जिनमें शामिल हैं:

- मजबूत प्रतिरक्षा प्रणाली
- बीमारियों के कम जोखिम, जैसे हृदय रोग, स्ट्रोक, कैंसर और मधुमेह
- स्वस्थ वजन बनाए रखना
- ऊर्जा और मनोदशा में वृद्धि
- बेहतर नींद
- स्वस्थ त्वचा, बाल और नाखून

ष्कर्ष

क स्वस्थ आहार आपके समग्र स्वास्थ्य और अच्छी तरह से होने के लिए हत्वपूर्ण है। यह आपको बीमारियों से बचाने में मदद कर सकता है, आपको र्जावान और स्वस्थ महसूस कर सकता है, और आपको अपने सर्वश्रेष्ठ जीवन ने में मदद कर सकता है।

हाँ कुछ अतिरिक्त सुझाव हैं जो आपको स्वस्थ आहार का पालन करने में दद कर सकते हैं:

- अपने घर में स्वस्थ भोजन उपलब्ध रखें।
- स्वस्थ स्नैक्स चुनें, जैसे फल, सब्जियां, नट और बीज।
- बाहर खाते समय स्वस्थ विकल्प चुनें।
- धीरे-धीरे खाएं और अपने भोजन का आनंद लें।
- भोजन छोड़ें नहीं।
- पर्याप्त पानी पिएं।

अपने आहार में छोटे-छोटे बदलाव करके आप अपने समग्र स्वास्थ्य और अच्छी तरह से होने पर बड़ा बदलाव ला सकते हैं।

पोषक तत्वों के विभिन्न प्रकार और उनके कार्य

पोषक तत्व ऐसे पदार्थ होते हैं जो हमारे शरीर को जीवित रहने और ठीक से काम करने के लिए आवश्यक होते हैं। वे हमें ऊर्जा प्रदान करते हैं, हमारे ऊतकों और कोशिकाओं को बनाते और मरम्मत करते हैं, और हमारे शरीर की विभिन्न क्रियाओं को नियंत्रित करते हैं।

पोषक तत्वों को दो मुख्य श्रेणियों में विभाजित किया जा सकता है: मैक्रोन्यूट्रिएंट्स और माइक्रोन्यूट्रिएंट्स। मैक्रोन्यूट्रिएंट्स वे पोषक तत्व हैं जिनकी हमें बड़ी मात्रा में आवश्यकता होती है, जिनमें शामिल हैं:

- **कार्बोहाइड्रेट:** कार्बोहाइड्रेट हमारे शरीर को ऊर्जा प्रदान करने का मुख्य स्रोत हैं। वे हमारे दिमाग और मांसपेशियों को कार्य करने में मदद करते हैं।
- **प्रोटीन:** प्रोटीन हमारे शरीर को ऊतकों और कोशिकाओं को बनाने और मरम्मत करने में मदद करते हैं। वे हमारे बाल, त्वचा और नाखून बनाने के लिए भी आवश्यक हैं।
- **वसा:** वसा हमारे शरीर को ऊर्जा प्रदान करते हैं, कोशिकाओं की रक्षा करते हैं और हार्मोन बनाने में मदद करते हैं।

माइक्रोन्यूट्रिएंट्स वे पोषक तत्व हैं जिनकी हमें कम मात्रा में आवश्यकता होती है, जनमें शामिल हैं:

- **विटामिन:** विटामिन हमारे शरीर की विभिन्न प्रक्रियाओं में महत्वपूर्ण भूमिका निभाते हैं, जैसे कि ऊर्जा चयापचय, प्रतिरक्षा प्रणाली का कार्य और कोशिका वृद्धि।
- **खनिज:** खनिज हमारे शरीर को हड्डियों और दांतों को बनाने और बनाए रखने में मदद करते हैं। वे हमारे मांसपेशियों, तंत्रिकाओं और हृदय को कार्य करने में भी मदद करते हैं।

पोषक तत्वों के कार्य

प्रत्येक पोषक तत्व हमारे शरीर में एक महत्वपूर्ण भूमिका निभाता है। यहाँ पोषक तत्वों के कुछ विशिष्ट कार्यों के उदाहरण दिए गए हैं:

- **कार्बोहाइड्रेट:**
  - हमारे शरीर को ऊर्जा प्रदान करते हैं।
  - हमारे दिमाग और मांसपेशियों को कार्य करने में मदद करते हैं।
  - फाइबर का एक अच्छा स्रोत हैं, जो हमारे पाचन तंत्र को स्वस्थ रख में मदद करता है।

- **प्रोटीन:**
  - हमारे शरीर को ऊतकों और कोशिकाओं को बनाने और मरम्म करने में मदद करते हैं।
  - हमारे बाल, त्वचा और नाखून बनाने के लिए भी आवश्यक हैं।
  - हमें तृप्त महसूस करने में मदद करते हैं, जो वजन कम करने मदद कर सकता है।

- **वसा:**
  - हमारे शरीर को ऊर्जा प्रदान करते हैं।
  - कोशिकाओं की रक्षा करते हैं।
  - हार्मोन बनाने में मदद करते हैं।
  - फैट-सॉल्युबल विटामिनों के अवशोषण के लिए आवश्यक हैं।

- **विटामिन:**
  - ऊर्जा चयापचय में भूमिका निभाते हैं।
  - प्रतिरक्षा प्रणाली के कार्य का समर्थन करते हैं।
  - कोशिका वृद्धि और विकास में मदद करते हैं।
  - दृष्टि, सुनवाई और प्रजनन में भूमिका निभाते हैं।

- **खनिज:**
  - हड्डियों और दांतों को बनाने और बनाए रखने में मदद करते हैं।
  - मांसपेशियों, तंत्रिकाओं और हृदय के कार्य में सहायता करते हैं।
  - रक्तचाप को नियंत्रित करने में मदद करते हैं।
  - तरल संतुलन बनाए रखने में मदद करते हैं।

पोषक तत्वों की कमी और अधिकता

यदि हमें पर्याप्त पोषक तत्व नहीं मिलते हैं, तो हम पोषक तत्वों की कमी विकसि कर सकते हैं। पोषक तत्वों की कमी के लक्षण अलग-अलग हो सकते हैं, लेकि

म तौर पर थकान, कमजोरी, और चिड़चिड़ापन शामिल होते हैं। गंभीर मामलों
पोषक तत्वों की कमी गंभीर स्वास्थ्य समस्याएं पैदा

स्वस्थ भोजन योजना कैसे बनाएं

एक स्वस्थ भोजन योजना बनाना आपके समग्र स्वास्थ्य और अच्छी तरह से होने लिए महत्वपूर्ण है। यह आपको अपने पोषण संबंधी जरूरतों को पूरा करने, स्व वजन बनाए रखने और बीमारियों के जोखिम को कम करने में मदद कर सक है।

स्वस्थ भोजन योजना बनाने के लिए इन चरणों का पालन करें:

1. **अपनी पोषण संबंधी जरूरतों को समझें।** आपके पोषण संब आवश्यकताएं आपकी आयु, लिंग, गतिविधि स्तर और समग्र स्वार स्थिति के आधार पर भिन्न होंगी। यह जानने के लिए कि आपको कित कैलोरी और पोषक तत्वों की आवश्यकता है, अपने डॉक्टर या ए पंजीकृत आहार विशेषज्ञ से बात करें।

2. **विभिन्न प्रकार के भोजन शामिल करें।** एक स्वस्थ भोजन योजना विभिन्न प्रकार के खाद्य पदार्थ शामिल होते हैं, जिनमें फल, सब्जियां, सा अनाज, दुबला प्रोटीन और स्वस्थ वसा शामिल हैं। प्रत्येक खाद्य स विभिन्न पोषक तत्व प्रदान करता है, इसलिए यह महत्वपूर्ण है कि हम स खाद्य समूहों से खाद्य पदार्थ खाएं।

3. **संसाधित खाद्य पदार्थ और शर्करा पेय सीमित करें।** संसाधित ख पदार्थ और शर्करा पेय कैलोरी, अस्वस्थ वसा और चीनी में उच्च होते लेकिन पोषक तत्वों में कम होते हैं। इन खाद्य पदार्थों को सीमित कर आप अपने समग्र स्वास्थ्य और अच्छी तरह से होने में सुधार कर सकते है

4. **नियमित रूप से भोजन करें।** दिन में तीन नियमित भोजन और दो स्नै खाने से आपको ऊर्जा के स्तर को बनाए रखने और भूख को नियंत्रित क में मदद मिल सकती है।

5. **पानी पिएं।** पानी हमारे शरीर के लिए आवश्यक है और हमें हाइड्रे रहने में मदद करता है। प्रतिदिन कम से कम 8 गिलास पानी पीने का ल रखें।

स्वस्थ भोजन योजना बनाने के लिए सुझाव

- **अपने दिन के भोजन और स्नैक्स की योजना बनाएं।** इससे आपको यह सुनिश्चित करने में मदद मिल सकती है कि आप दिन भर में स्वस्थ विकल्प बना रहे हैं।
- **अपने घर में स्वस्थ भोजन उपलब्ध रखें।** जब आप भूखे हों तो स्वस्थ खाने की संभावना अधिक होती है यदि आपके पास स्वस्थ भोजन उपलब्ध हो।
- **स्वस्थ भोजन पकाने के लिए सरल व्यंजनों का उपयोग करें।** स्वस्थ भोजन बनाना मुश्किल नहीं है। कई सरल और स्वादिष्ट व्यंजन ऑनलाइन और पाक पुस्तकों में उपलब्ध हैं।
- **बाहर खाते समय स्वस्थ विकल्प चुनें।** कई रेस्तरां स्वस्थ भोजन विकल्प प्रदान करते हैं। जब बाहर खाते हैं, तो मेनू पर पढ़ें और स्वस्थ व्यंजन चुनें।

स्वस्थ भोजन योजना का उदाहरण

हाँ एक स्वस्थ भोजन योजना का उदाहरण है:

नाश्ता:

- दलिया और फल के साथ
- अंडे और साबुत-अनाज वाला टोस्ट
- ग्रीक योगर्ट और जामुन

दोपहर का भोजन:

- सलाद और ग्रील्ड चिकन या मछली
- सैंडविच पर साबुत अनाज की रोटी और दुबला प्रोटीन के साथ
- सूप और सलाद

रात का खाना:

- ग्रील्ड सामन और भुनी हुई सब्जियां
- चिकन की छाती और ब्राउन राइस
- टोफू और सब्जियों के साथ हलचल-तलना

स्नैक्स:

- फल
- सब्जियां और डिप
- नट और बीज
- ग्रीक योगर्ट

यह सिर्फ एक उदाहरण है। आप अपनी स्वाद वरीयताओं और पोषण संबंध जरूरतों के अनुरूप अपनी भोजन योजना को

यात्रा के दौरान स्वस्थ भोजन खाने के लिए युक्तियाँ

यात्रा करते समय स्वस्थ भोजन करना मुश्किल हो सकता है, लेकिन यह असंभव नहीं है। इन युक्तियों का पालन करके, आप यात्रा के दौरान भी स्वस्थ विकल्प बना सकते हैं:

- **अपना भोजन पैक करें।** यह आपको यह सुनिश्चित करने का सबसे अच्छा तरीका है कि आपके पास स्वस्थ भोजन उपलब्ध हो। जब आप अपना भोजन पैक करते हैं, तो सुनिश्चित करें कि इसमें फल, सब्जियां, साबुत अनाज, और दुबला प्रोटीन शामिल हैं। आप पैकेज्ड स्नैक्स भी ला सकते हैं, लेकिन ध्यान रखें कि कुछ पैकेज्ड स्नैक्स में उच्च मात्रा में चीनी, नमक, और अस्वस्थ वसा हो सकते हैं।
- **स्वस्थ रेस्तरां चुनें।** यात्रा करते समय बाहर खाना पड़ता है, लेकिन ऐसे रेस्तरां चुनें जो स्वस्थ विकल्प प्रदान करते हैं। कई रेस्तरां अब स्वस्थ मेनू आइटम पेश करते हैं, जैसे कि ग्रील्ड चिकन, मछली, और सब्जियां। आप ऐसे रेस्तरां भी ढूंढ सकते हैं जो ताजा, स्थानीय सामग्री का उपयोग करते हैं।
- **बड़े हिस्से से बचें।** रेस्तरां में अक्सर बड़े हिस्से होते हैं, इसलिए सावधान रहें कि आप कितना खाते हैं। यदि आप पूर्ण महसूस कर रहे हैं, तो बचा हुआ खाना घर ले जाएं।
- **स्मार्ट स्नैक्स चुनें।** यदि आप भूखे हैं और भोजन करने का समय नहीं है, तो स्वस्थ स्नैक्स चुनें। फल, सब्जियां, नट, और बीज सभी अच्छे विकल्प हैं। आप पैकेज्ड स्नैक्स भी चुन सकते हैं, लेकिन उन स्नैक्स को चुनें जो कम चीनी, नमक, और अस्वस्थ वसा में हों।
- **पानी पिएं।** हाइड्रेटेड रहना महत्वपूर्ण है, खासकर जब आप यात्रा कर रहे हों। दिन भर में पानी पीते रहें।

यात्रा के दौरान स्वस्थ भोजन खाने के लिए विशिष्ट युक्तियाँ

- **हवाई अड्डे परः** हवाई अड्डों में अक्सर स्वस्थ भोजन विकल्प सीमित होते हैं, लेकिन कुछ विकल्प उपलब्ध हैं। आप ताजा फल और सब्जियां, ग्रीक

योगर्ट, और नट और बीज खरीद सकते हैं। आप सलाद या सूप भी खरी
सकते हैं, लेकिन सुनिश्चित करें कि ड्रेसिंग और टॉपिंग पर हल्का हो।

- **हवाई जहाज पर:** एयरलाइंस अब स्वस्थ भोजन विकल्प प्रदान करती ह
लेकिन आप अपना भोजन भी ला सकते हैं। यदि आप अपना भोजन ला
हैं, तो सुनिश्चित करें कि यह एयरलाइन के तरल पदार्थ और जेल व
सीमाओं का अनुपालन करता हो।
- **कार में:** यदि आप कार से यात्रा कर रहे हैं, तो आप अपना भोजन पैक क
सकते हैं और रास्ते में स्वस्थ स्नैक्स खरीद सकते हैं। आप स्वस्थ रेस्तरां
भी रुक सकते हैं।
- **होटल में:** कई होटल अब स्वस्थ भोजन विकल्प प्रदान करते हैं। आ
अपने कमरे में नाश्ता कर सकते हैं या होटल के रेस्तरां में स्वस्थ भोजन व
विकल्प चुन सकते हैं।

स्वस्थ यात्रा स्नैक्स के उदाहरण

- फल और सब्जियां, जैसे कि सेब, केले, गाजर, और खीरा
- ग्रीक योगर्ट
- नट और बीज
- उबले हुए अंडे
- साबुत अनाज के क्रैकर्स
- पनीर की छड़ें
- हार्ड-बोल्ड कैंडी
- च्यूइंग गम

यात्रा के दौरान स्वस्थ भोजन खाना मुश्किल हो सकता है, लेकिन इन युक्तियों व
पालन करके आप स्वस्थ विकल्प बना सकते हैं

षण के सामान्य मिथकों का भंडाफोड़

ोषण के बारे में कई मिथक हैं जो लोग मानते हैं। इन मिथकों में से कुछ नुकसानकारक भी हो सकते हैं। इस लेख में, हम कुछ सबसे आम पोषण मिथकों को ेखेंगे और आपको बताएंगे कि वास्तव में क्या सच है।

मिथक 1: आपको दिन में तीन बड़े भोजन खाने की जरूरत है

सच्चाई: आपको दिन में तीन बड़े भोजन खाने की जरूरत नहीं है। वास्तव में, कुछ लोगों के लिए, दिन में पांच या छह छोटे भोजन खाने से बेहतर हो सकता है। यह आपके रक्त शर्करा के स्तर को स्थिर रखने और भूख को नियंत्रित करने में मदद कर सकता है।

मिथक 2: सभी वसा खराब होते हैं

सच्चाई: सभी वसा खराब नहीं होते हैं। कुछ वसा, जैसे कि मोनोunsaturated और polyunsaturated वसा, आपके लिए अच्छे हैं। ये वसा आपके हृदय स्वास्थ्य को बेहतर बनाने और सूजन को कम करने में मदद कर सकते हैं। हालांकि, आपको ट्रांस वसा और संतृप्त वसा को सीमित करना चाहिए। ये वसा आपके कोलेस्ट्रॉल के स्तर को बढ़ा सकते हैं और आपके हृदय रोग के जोखिम को बढ़ा सकते हैं।

मिथक 3: आपको कार्बोहाइड्रेट से बचना चाहिए

सच्चाई: कार्बोहाइड्रेट आपके शरीर के लिए ऊर्जा का मुख्य स्रोत हैं। आपको कार्बोहाइड्रेट से बचना नहीं चाहिए। हालांकि, आपको परिष्कृत कार्बोहाइड्रेट, जैसे कि सफेद ब्रेड, पास्ता, और चावल को सीमित करना चाहिए। परिष्कृत कार्बोहाइड्रेट में पोषण कम होता है और आपके रक्त शर्करा के स्तर को बढ़ा सकता है। इसके बजाय, आपको साबुत अनाज, फल और सब्जियों जैसे जटिल कार्बोहाइड्रेट चुनना चाहिए। इन खाद्य पदार्थों में अधिक पोषक तत्व होते हैं और आपके रक्त शर्करा के स्तर को स्थिर रखने में मदद कर सकते हैं।

मिथक 4: आपको नाश्ता करना चाहिए

सच्चाई: आपको नाश्ता करना चाहिए या नहीं यह इस बात पर निर्भर करता है
आप कैसा महसूस करते हैं। यदि आप सुबह भूख नहीं हैं, तो आपको नाश्ता ख
की ज़रूरत नहीं है। हालांकि, यदि आप भूखे हैं, तो नाश्ता करना आपको ऊर्ज
सकता है और आपको सुबह के दौरान ध्यान केंद्रित करने में मदद कर सकता
यदि आप नाश्ता करते हैं, तो सुनिश्चित करें कि यह स्वस्थ हो। एक स्वस्थ नाश्त
फल, सब्जियां, और प्रोटीन शामिल होना चाहिए।

मिथक 5: आपको पूरक लेने की ज़रूरत है

सच्चाई: ज्यादातर लोगों को पूरक लेने की ज़रूरत नहीं है। यदि आप एक स्व
आहार खाते हैं, तो आपको अपने शरीर को आवश्यक सभी पोषक तत्व मिले
हालांकि, कुछ लोगों को पूरक लेने की आवश्यकता हो सकती है, जैसे कि गर्भ
महिलाओं को फोलिक एसिड और विटामिन डी की आवश्यकता होती है। ए
आप सुनिश्चित नहीं हैं कि आपको पूरक लेने की आवश्यकता है, तो अपने डॉ
से बात करें।

मिथक 6: आपको डिटॉक्स डाइट्स पर जाना चाहिए

सच्चाई: डिटॉक्स डाइट्स के बारे में कोई वैज्ञानिक प्रमाण नहीं है। ये डाइ
आपके शरीर को विषाक्त पदार्थों से मुक्त नहीं करती हैं। वास्तव में, ये डाइ
अस्वस्थ हो सकती हैं और आपके शरीर को आवश्यक पोषक तत्वों से वंचित क
सकती हैं।

मिथक 7: आपको कैलोरी गिनने की ज़रूरत है

सच्चाई: आपको कैलोरी गिनने की ज़रूरत नहीं है। यदि आप एक स्वस्थ आह
खाते हैं और नियमित रूप से व्यायाम करते हैं, तो आपको स्वभाविक रूप से
स्वस्थ वजन बनाए रखने में सक्षम होना चाहिए। हालांकि, यदि आप अपना वज़
कम करने या बढ़ाने की कोशिश कर रहे हैं, तो कैलोरी गिनने में मदद मि
सकती है।

Chapter 3: Exercise

Chapter 3: व्यायाम

नियमित व्यायाम का महत्व

नियमित व्यायाम आपके समग्र स्वास्थ्य और अच्छी तरह से होने के लिए महत्वपूर्ण है। यह आपको अपना वजन बनाए रखने, बीमारियों के जोखिम को कम करने और अपनी ऊर्जा के स्तर को बढ़ाने में मदद कर सकता है।

व्यायाम के कुछ मुख्य लाभों में शामिल हैं:

- **वजन प्रबंधन:** व्यायाम आपको कैलोरी बर्न करने में मदद करता है, जो आपके वजन को नियंत्रित करने में मदद कर सकता है। नियमित व्यायाम आपके चयापचय को बढ़ावा दे सकता है, जिसका अर्थ है कि आप आराम के समय भी अधिक कैलोरी बर्न करेंगे।
- **बीमारी की रोकथाम:** व्यायाम कई बीमारियों के जोखिम को कम करने में मदद कर सकता है, जिसमें हृदय रोग, स्ट्रोक, टाइप 2 मधुमेह, और कुछ प्रकार के कैंसर शामिल हैं। व्यायाम आपके रक्तचाप, कोलेस्ट्रॉल के स्तर और रक्त शर्करा के स्तर को नियंत्रित करने में मदद कर सकता है।
- **मानसिक स्वास्थ्य लाभ:** व्यायाम आपके मानसिक स्वास्थ्य में भी सुधार कर सकता है। यह तनाव, चिंता और अवसाद को कम करने में मदद कर सकता है। व्यायाम आपको बेहतर नींद लेने में भी मदद कर सकता है और आपके आत्मविश्वास को बढ़ा सकता है।
- **ऊर्जा के स्तर को बढ़ाना:** व्यायाम आपके ऊर्जा के स्तर को बढ़ावा दे सकता है। यह आपकी मांसपेशियों की ताकत और सहनशक्ति में सुधार करता है। व्यायाम आपके शरीर को अधिक कुशलता से ऑक्सीजन का उपयोग करने में मदद करता है, जो आपको अधिक ऊर्जा देता है।

व्यायाम की कितनी आवश्यकता होती है?

वयस्कों को कम से कम 150 मिनट मध्यम-तीव्र एरोबिक गतिविधि या 75 मिन
तीव्र-तीव्र एरोबिक गतिविधि हर हफ्ते करनी चाहिए। वे सप्ताह में कम से कम ट
दिन मांसपेशियों को मजबूत करने वाली गतिविधियाँ भी करनी चाहिए।

बच्चों और किशोरों को दिन में कम से कम 60 मिनट मध्यम से तीव्र शारीरिक
गतिविधि करनी चाहिए।

व्यायाम शुरू करने के लिए टिप्स

यदि आप अभी व्यायाम शुरू कर रहे हैं, तो धीरे-धीरे शुरू करना और धीरे-धी
बढ़ाना महत्वपूर्ण है। अपने डॉक्टर से बात करें कि कौन से व्यायाम आपके लि
सुरक्षित हैं और आपकी गतिविधि के स्तर को बढ़ाने में मदद के लिए एक योजन
बनाएं।

व्यायाम को मज़ेदार बनाएं। ऐसी गतिविधियाँ चुनें जिनका आप आनंद लेते हैं औ
जिन्हें आप अपनी दिनचर्या का हिस्सा बना सकते हैं। यदि आप अकेले व्याया
करना पसंद नहीं करते हैं, तो किसी मित्र या परिवार के सदस्य को अपने सा
शामिल होने के लिए कहें या कक्षा में शामिल हों।

व्यायाम को अपने दैनिक जीवन में शामिल करने के तरीके खोजें। उदाहरण के
लिए, लिफ्ट के बजाय सीढ़ियाँ लें, काम या स्कूल जाने के लिए पैदल या साइकि
चलाएं, या अपने लंच ब्रेक के दौरान टहलें।

यदि आप किसी भी दर्द या असुविधा का अनुभव करते हैं, तो रुकें और अप
डॉक्टर को देखें।

नियमित व्यायाम के लिए प्रेरित रहने के टिप्स

- **अपने लक्ष्य निर्धारित करें।** आप क्या हासिल करना चाहते हैं? वजन क
करना? मांसपेशियों की ताकत बढ़ाना? अपनी सहनशक्ति में सुधार करे
एक बार जब आप अपने लक्ष्य जान जाते हैं, तो आप उन तक पहुंचने के
लिए एक योजना बना सकते हैं।

- **अपनी प्रगति को ट्रैक करें।** यह आपको प्रेरित रहने में मदद कर सकता है। आप अपनी कैलोरी बर्न की गई, दूरी तय की गई या व्यायाम के मिनटों को ट्रैक कर सकते हैं।
- **एक व्यायाम समुदाय खोजें।** व्यायाम करना अधिक मज़ेदार और आसान हो सकता है जब आप इसे अन्य लोगों के साथ करते हैं

नियमित व्यायाम का महत्व

नियमित व्यायाम आपके समग्र स्वास्थ्य और अच्छी तरह से होने के लिए महत्वपू
है। यह आपको अपना वजन बनाए रखने, बीमारियों के जोखिम को कम कर
और अपनी ऊर्जा के स्तर को बढ़ाने में मदद कर सकता है।

व्यायाम के कुछ मुख्य लाभों में शामिल हैं:

- **वजन प्रबंधन:** व्यायाम आपको कैलोरी बर्न करने में मदद करता है, ज
  आपके वजन को नियंत्रित करने में मदद कर सकता है। नियमित व्याया
  आपके चयापचय को बढ़ावा दे सकता है, जिसका अर्थ है कि आप आरा
  के समय भी अधिक कैलोरी बर्न करेंगे।
- **बीमारी की रोकथाम:** व्यायाम कई बीमारियों के जोखिम को कम करने
  मदद कर सकता है, जिसमें हृदय रोग, स्ट्रोक, टाइप 2 मधुमेह, और कु
  प्रकार के कैंसर शामिल हैं। व्यायाम आपके रक्तचाप, कोलेस्ट्रॉल के स्त
  और रक्त शर्करा के स्तर को नियंत्रित करने में मदद कर सकता है।
- **मानसिक स्वास्थ्य लाभ:** व्यायाम आपके मानसिक स्वास्थ्य में भी सुध
  कर सकता है। यह तनाव, चिंता और अवसाद को कम करने में मदद क
  सकता है। व्यायाम आपको बेहतर नींद लेने में भी मदद कर सकता है औ
  आपके आत्मविश्वास को बढ़ा सकता है।
- **ऊर्जा के स्तर को बढ़ाना:** व्यायाम आपके ऊर्जा के स्तर को बढ़ावा
  सकता है। यह आपकी मांसपेशियों की ताकत और सहनशक्ति में सुध
  करता है। व्यायाम आपके शरीर को अधिक कुशलता से ऑक्सीजन क
  उपयोग करने में मदद करता है, जो आपको अधिक ऊर्जा देता है।

व्यायाम की कितनी आवश्यकता होती है?

वयस्कों को कम से कम 150 मिनट मध्यम-तीव्र एरोबिक गतिविधि या 75 मिन
तीव्र-तीव्र एरोबिक गतिविधि हर हफ्ते करनी चाहिए। वे सप्ताह में कम से कम
दिन मांसपेशियों को मजबूत करने वाली गतिविधियाँ भी करनी चाहिए।

चों और किशोरों को दिन में कम से कम 60 मिनट मध्यम से तीव्र शारीरिक
गतिविधि करनी चाहिए।

व्यायाम शुरू करने के लिए टिप्स

यदि आप अभी व्यायाम शुरू कर रहे हैं, तो धीरे-धीरे शुरू करना और धीरे-धीरे
बढ़ना महत्वपूर्ण है। अपने डॉक्टर से बात करें कि कौन से व्यायाम आपके लिए
सुरक्षित हैं और आपकी गतिविधि के स्तर को बढ़ाने में मदद के लिए एक योजना
बनाएं।

व्यायाम को मज़ेदार बनाएं। ऐसी गतिविधियाँ चुनें जिनका आप आनंद लेते हैं और
जिन्हें आप अपनी दिनचर्या का हिस्सा बना सकते हैं। यदि आप अकेले व्यायाम
करना पसंद नहीं करते हैं, तो किसी मित्र या परिवार के सदस्य को अपने साथ
शामिल होने के लिए कहें या कक्षा में शामिल हों।

व्यायाम को अपने दैनिक जीवन में शामिल करने के तरीके खोजें। उदाहरण के
लिए, लिफ्ट के बजाय सीढ़ियाँ लें, काम या स्कूल जाने के लिए पैदल या साइकिल
जाएं, या अपने लंच ब्रेक के दौरान टहलें।

यदि आप किसी भी दर्द या असुविधा का अनुभव करते हैं, तो रुकें और अपने
डॉक्टर को देखें।

नियमित व्यायाम के लिए प्रेरित रहने के टिप्स

- **अपने लक्ष्य निर्धारित करें।** आप क्या हासिल करना चाहते हैं? वजन कम
  करना? मांसपेशियों की ताकत बढ़ाना? अपनी सहनशक्ति में सुधार करें?
  एक बार जब आप अपने लक्ष्य जान जाते हैं, तो आप उन तक पहुंचने के
  लिए एक योजना बना सकते हैं।
- **अपनी प्रगति को ट्रैक करें।** यह आपको प्रेरित रहने में मदद कर सकता
  है। आप अपनी कैलोरी बर्न की गई, दूरी तय की गई या व्यायाम के मिनटों
  को ट्रैक कर सकते हैं।
- **एक व्यायाम समुदाय खोजें।** व्यायाम करना अधिक मज़ेदार और आसान
  हो सकता है जब आप इसे अन्य लोगों के साथ करते हैं

अपने लिए सही वर्कआउट रूटीन कैसे बनाएं

सभी के शरीर अलग होते हैं और अलग-अलग तरह से व्यायाम के प्रति प्रतिक्रि
करते हैं। यही कारण है कि आपके लिए सबसे अच्छा वर्कआउट रूटीन वह है
आपके व्यक्तिगत लक्ष्यों, फिटनेस स्तर और क्षमताओं के अनुरूप हो।

यहाँ कुछ युक्तियाँ हैं कि कैसे अपने लिए सही वर्कआउट रूटीन बनाएं:

1. **अपने लक्ष्य निर्धारित करें।** क्या आप वजन कम करना चाहते
   मांसपेशियों की ताकत बढ़ाना? अपनी सहनशक्ति में सुधार करें? अ
   लक्ष्यों को जानने से आपको एक वर्कआउट रूटीन बनाने में मदद मिले
   जो उन तक पहुंचने में आपकी मदद करेगा।

2. **अपने फिटनेस स्तर का आकलन करें।** आप कितना फिट हैं? व
   आपको कोई पुरानी चोटें हैं? यह जानकारी आपको यह निर्धारित करने
   मदद करेगी कि कौन से व्यायाम आपके लिए सुरक्षित हैं और आप
   फिटनेस के स्तर के लिए उपयुक्त हैं।

3. **विभिन्न प्रकार के व्यायाम शामिल करें।** एक अच्छी तरह से ग
   वर्कआउट रूटीन में विभिन्न प्रकार के व्यायाम शामिल होने चाहिए, जिर
   कार्डियो, स्ट्रेंथ ट्रेनिंग और लचीलापन व्यायाम शामिल हैं। कार्डियो व्याय
   आपके हृदय और फेफड़ों को मजबूत करने में मदद करता है, स्ट्रेंथ ट्रेनि
   आपके मांसपेशियों को मजबूत करने में मदद करता है, और लचीला
   व्यायाम आपके जोड़ों को लचीला रखने में मदद करता है।

4. **एक योजना बनाएं।** एक बार जब आप अपने लक्ष्यों और फिटनेस स
   को जान लेते हैं, तो आप एक वर्कआउट रूटीन की योजना बना सकते
   तय करें कि आप कितनी बार वर्कआउट करना चाहते हैं और प्रत्ये
   वर्कआउट कितना लंबा होगा। फिर, विभिन्न प्रकार के व्यायामों को शाम
   करें जो आपके लक्ष्यों और फिटनेस स्तर के लिए उपयुक्त हैं।

5. **अपना वर्कआउट रूटीन अनुकूलित करें।** जैसे-जैसे आप फिट ह
   जाते हैं, आपको अपने वर्कआउट रूटीन को अनुकूलित करने
   आवश्यकता होगी। आप व्यायाम की तीव्रता या अवधि बढ़ा सकते हैं,
   आप अधिक चुनौतीपूर्ण व्यायाम जोड़ सकते हैं।

हाँ एक नमूना वर्कआउट रूटीन है जो शुरुआती लोगों के लिए उपयुक्त है:

र्मअप

- 5 मिनट के लिए हल्का कार्डियो करें, जैसे कि पैदल चलना या जॉगिंग।
- 5 मिनट के लिए स्टेटिक स्ट्रेचिंग करें, जैसे कि हैमस्ट्रिंग स्ट्रेच और क्वाड स्ट्रेच।

कआउट

- कार्डियो: 20 मिनट के लिए मध्यम-तीव्र कार्डियो करें, जैसे कि दौड़ना, तैराकी या बाइक चलाना।
- स्ट्रेंथ ट्रेनिंग: प्रत्येक मांसपेशी समूह के लिए 2 से 3 सेट 10 से 12 दोहराव करें। आप फ्री वेट, मशीनों या बॉडीवेट व्यायाम का उपयोग कर सकते हैं।
- लचीलापन: 5 मिनट के लिए गतिशील स्ट्रेचिंग करें, जैसे कि आर्म सर्कल और लेग स्विंग्स। फिर, 5 मिनट के लिए स्टेटिक स्ट्रेचिंग करें।

लडाउन

- 5 मिनट के लिए हल्का कार्डियो करें।
- 5 मिनट के लिए स्टेटिक स्ट्रेचिंग करें।

ाप इस वर्कआउट रूटीन को अपनी आवश्यकताओं और लक्ष्यों के अनुरूप नुकूलित कर सकते हैं। उदाहरण के लिए, यदि आप अधिक वजन कम करना ाहते हैं, तो आप कार्डियो की अवधि बढ़ा सकते हैं। यदि आप अधिक ांसपेशियों की ताकत बनाना चाहते हैं, तो आप स्ट्रेंथ ट्रेनिंग सेट और दोहराव की ख्या बढ़ा सकते

व्यायाम करने के लिए प्रेरित रहने के टिप्स

व्यायाम करना हमेशा आसान नहीं होता है, खासकर यदि आप अभी शुरुआत क
रहे हैं। लेकिन यह महत्वपूर्ण है कि आप प्रेरित रहें और अपने लक्ष्यों को प्राप्
करने के लिए काम करते रहें। यहाँ कुछ युक्तियाँ हैं जो आपको व्यायाम करने
लिए प्रेरित रहने में मदद करेंगी:

- **अपने लक्ष्य निर्धारित करें।** आप क्या हासिल करना चाहते हैं? वजन क
करना? मांसपेशियों की ताकत बढ़ाना? अपनी सहनशक्ति में सुधार करे
एक बार जब आप अपने लक्ष्य जान जाते हैं, तो आप उन तक पहुंचने
लिए एक योजना बना सकते हैं।

- **अपनी प्रगति को ट्रैक करें।** यह आपको प्रेरित रहने में मदद कर सक
है। आप अपनी कैलोरी बर्न की गई, दूरी तय की गई या व्यायाम के मिन
को ट्रैक कर सकते हैं।

- **एक व्यायाम समुदाय खोजें।** व्यायाम करना अधिक मज़ेदार और आसा
हो सकता है जब आप इसे अन्य लोगों के साथ करते हैं। आप दोस्तों
साथ मिलकर वर्कआउट कर सकते हैं, कक्षा में शामिल हो सकते हैं, य
ऑनलाइन समुदाय में शामिल हो सकते हैं।

- **अपने वर्कआउट को मज़ेदार बनाएं।** ऐसी गतिविधियाँ चुनें जिनका आ
आनंद लेते हैं और जिन्हें आप अपनी दिनचर्या का हिस्सा बना सकते है
यदि आप वर्कआउट का आनंद नहीं लेते हैं, तो आप इसे करने
संभावना कम हैं।

- **छोटे लक्ष्य निर्धारित करें।** बड़े लक्ष्यों को प्राप्त करना मुश्किल हो सक
है, इसलिए उन्हें छोटे, अधिक प्रबंधनीय लक्ष्यों में विभाजित करें। उदाहर
के लिए, यदि आपका लक्ष्य 10 पाउंड वजन कम करना है, तो पहले
पाउंड वजन कम करने का लक्ष्य निर्धारित करें। एक बार जब आप उ
लक्ष्य को प्राप्त कर लेते हैं, तो आप अगले 2 पाउंड पर ध्यान केंद्रित क
सकते हैं।

- **अपने आप को पुरस्कृत करें।** जब आप कोई लक्ष्य प्राप्त करें, तो अप
आप को किसी ऐसी चीज़ से पुरस्कृत करें जिसका आप आनंद लेते हैं। य

एक नया वर्कआउट आउटफिट, एक स्वस्थ भोजन, या बस कुछ समय आराम करने और आराम करने का हो सकता है।

हाँ कुछ अतिरिक्त युक्तियाँ हैं जो आपको व्यायाम करने के लिए प्रेरित रहने में मदद कर सकती हैं:

- **व्यायाम को अपनी दिनचर्या का हिस्सा बनाएं।** व्यायाम को अपनी दिनचर्या का एक नियमित हिस्सा बनाएं, जैसे आप किसी अन्य महत्वपूर्ण कार्य को करेंगे। यह आपको व्यायाम करने की संभावना अधिक बना देगा।
- **अपने आप को जवाबदेह बनाएं।** किसी मित्र या परिवार के सदस्य को अपने व्यायाम लक्ष्यों के बारे में बताएं और उन्हें आपकी प्रगति के बारे में अपडेट दें। यह आपको जवाबदेह बनाए रखने में मदद करेगा।
- **सकारात्मक रहें।** अपने आप को हराएंगे नहीं। यदि आप एक दिन व्यायाम करने के लिए नहीं जा सके, तो अगले दिन वापस आएं। हर दिन एक नया दिन होता है और आप हमेशा नई शुरुआत कर सकते हैं।

याद रखें, व्यायाम करने के लिए आपको किसी फिटनेस सेंटर में शामिल होने या कोई महंगा उपकरण खरीदने की आवश्यकता नहीं है। आप घर पर ही सरल व्यायाम कर सकते हैं या बाहर टहलने या बाइक चलाने जा सकते हैं। सबसे महत्वपूर्ण बात यह है कि आप पाएं कि आपके लिए क्या काम करता है और आप उसे करते रहें।

व्यायाम के सामान्य मिथकों का भंडाफोड़

व्यायाम के बारे में कई मिथक हैं जो लोग मानते हैं। इन मिथकों में से कुछ हानिकारक भी हो सकते हैं। इस लेख में, हम कुछ सबसे आम व्यायाम मिथक को तोड़ेंगे और आपको बताएंगे कि वास्तव में क्या सच है।

मिथक 1: आपको हर दिन वर्कआउट करने की जरूरत है

सच्चाई: आपको हर दिन वर्कआउट करने की जरूरत नहीं है। वास्तव में ज्यादातर लोगों के लिए, सप्ताह में 3-5 बार वर्कआउट करना पर्याप्त होता है। यदि आप अभी शुरुआत कर रहे हैं, तो आप सप्ताह में 2-3 बार वर्कआउट से शुरू कर सकते हैं और धीरे-धीरे बढ़ा सकते हैं।

मिथक 2: आपको वजन कम करने के लिए लंबे समय तक वर्कआउट करने की जरूरत है

सच्चाई: लंबे समय तक वर्कआउट करने से आपको अधिक वजन कम करने में मदद नहीं मिलेगी। वास्तव में, बहुत अधिक व्यायाम करना वास्तव में आपके शरीर को तनाव दे सकता है और वजन बढ़ाने में योगदान दे सकता है। इसके बजाय, आपको छोटे, अधिक तीव्र वर्कआउट पर ध्यान देना चाहिए।

मिथक 3: आपको केवल कार्डियो करने की जरूरत है

सच्चाई: कार्डियो व्यायाम महत्वपूर्ण है, लेकिन आपको केवल कार्डियो करने की आवश्यकता नहीं है। स्ट्रेंथ ट्रेनिंग भी महत्वपूर्ण है, क्योंकि यह आपके मांसपेशियों को मजबूत करने और आपकी चयापचय को बढ़ाने में मदद करता है।

मिथक 4: आपको दर्द महसूस करने की जरूरत है

सच्चाई: आपको दर्द महसूस करने की जरूरत नहीं है। यदि आप दर्द महसूस कर रहे हैं, तो रुकें और आराम करें। व्यायाम के दौरान आपको थका हुआ महसूस करना सामान्य है, लेकिन आपको दर्द महसूस नहीं करना चाहिए।

थक 5: आपको वर्कआउट करने से पहले वार्मअप करने की जरूरत नहीं

चाई: वर्कआउट करने से पहले वार्मअप करने से आपके शरीर को व्यायाम के
ए तैयार होने में मदद मिलती है और चोट के जोखिम को कम किया जा सकता
वार्मअप में हल्का कार्डियो और गतिशील स्ट्रेचिंग शामिल होना चाहिए।

थक 6: आपको वर्कआउट करने के बाद कूलडाउन करने की जरूरत
ीं है

चाई: वर्कआउट करने के बाद कूलडाउन करने से आपके हृदय दर और
तचाप को सामान्य करने में मदद मिलती है और मांसपेशियों में दर्द को कम
या जा सकता है। कूलडाउन में हल्का कार्डियो और स्टैटिक स्ट्रेचिंग शामिल
ना चाहिए।

थक 7: आपको केवल एक प्रकार का व्यायाम करने की आवश्यकता है

चाई: विभिन्न प्रकार के व्यायाम करना महत्वपूर्ण है, क्योंकि इससे आपकी
सपेशियों को संतुलित रखने में मदद मिलती है और चोट के जोखिम को कम
या जा सकता है। आपको कार्डियो, स्ट्रेंथ ट्रेनिंग और लचीलापन व्यायाम का
श्रण करना चाहिए।

थक 8: आपको वर्कआउट करने के लिए महंगे उपकरण की आवश्यकता

चाई: आपको वर्कआउट करने के लिए महंगे उपकरण की आवश्यकता नहीं
 आप घर पर ही सरल व्यायाम कर सकते हैं या बाहर टहलने या बाइक चलाने
सकते हैं।

थक 9: आपको व्यायाम करने के लिए युवा होने की आवश्यकता है

सच्चाई: किसी भी उम्र में व्यायाम करना महत्वपूर्ण है। व्यायाम आपको मज और स्वस्थ रहने में मदद कर सकता है, और यह कई पुरानी बीमारियों के जोरि को कम करने में भी मदद कर सकता है।

मिथक 10: आपको व्यायाम करने के लिए पतला होने की आवश्यकता है

सच्चाई: किसी भी आकार या वजन पर व्यायाम करना महत्वपूर्ण है। व्याय आपको स्वस्थ रहने और अपने शरीर को बेहतर महसूस करने में मदद व सकता है।

Chapter 4: Stress Management

Chapter 4: तनाव प्रबंधन

नाव के शरीर और दिमाग पर नकारात्मक प्रभाव

नाव एक सामान्य और प्राकृतिक प्रतिक्रिया है जो तब होती है जब हम किसी नौतीपूर्ण या खतरनाक स्थिति का सामना करते हैं। यह हमारे शरीर को "लड़ाई ा भागो" प्रतिक्रिया में भेजता है, जो हमें खतरे से बचने में मदद करता है। ालांकि, जब तनाव लंबे समय तक बना रहता है, तो यह हमारे शारीरिक और ानसिक स्वास्थ्य पर नकारात्मक प्रभाव डाल सकता है।

रीर पर तनाव के नकारात्मक प्रभाव

- **उच्च रक्तचाप:** तनाव से रक्तचाप बढ़ सकता है, जो हृदय रोग और स्ट्रोक के जोखिम को बढ़ा सकता है।
- **हृदय रोग:** तनाव से हृदय रोग का खतरा बढ़ सकता है, क्योंकि यह कोलेस्ट्रॉल के स्तर को बढ़ा सकता है और धमनियों को कठोर बना सकता है।
- **मधुमेह:** तनाव से मधुमेह का खतरा बढ़ सकता है, क्योंकि यह रक्त शर्करा के स्तर को बढ़ा सकता है।
- **अवसाद:** तनाव से अवसाद का खतरा बढ़ सकता है, क्योंकि यह मस्तिष्क में रसायनों के स्तर को बदल सकता है।
- **चिंता:** तनाव से चिंता का खतरा बढ़ सकता है, क्योंकि यह शरीर की "लड़ाई या भागो" प्रतिक्रिया को ट्रिगर करता है।
- **नींद संबंधी समस्याएं:** तनाव से नींद संबंधी समस्याएं हो सकती हैं, जैसे कि अनिद्रा और बुरे सपने।
- **सिरदर्द:** तनाव से सिरदर्द हो सकता है, जैसे कि तनाव सिरदर्द और माइग्रेन।
- **मांसपेशियों में तनाव:** तनाव से मांसपेशियों में तनाव हो सकता है, जो दर्द और जकड़न का कारण बन सकता है।

- **पाचन समस्याएं:** तनाव से पाचन समस्याएं हो सकती हैं, जैसे कि पेट
दर्द, दस्त और कब्ज।
- **प्रतिरक्षा प्रणाली:** तनाव प्रतिरक्षा प्रणाली को कमजोर कर सकता है
जिससे हमें संक्रमण होने का खतरा अधिक होता है।

दिमाग पर तनाव के नकारात्मक प्रभाव

- **याददाश्त और ध्यान:** तनाव याददाश्त और ध्यान को कम कर सकता है
जिससे हमें सीखने और काम करने में कठिनाई होती है।
- **निर्णय लेना:** तनाव निर्णय लेने की क्षमता को कम कर सकता है, जिस
हम गलत निर्णय लेने की अधिक संभावना रखते हैं।
- **भावनाओं को नियंत्रित करना:** तनाव से भावनाओं को नियंत्रित करन
मुश्किल हो सकता है, जिससे हमें चिड़चिड़ा, क्रोधित या उदास महसूस ह
सकता है।
- **रिश्ते:** तनाव से रिश्ते प्रभावित हो सकते हैं, क्योंकि यह हमें दूसरों के सा
धैर्यवान और समझदार होना मुश्किल बना सकता है।

तनाव से कैसे निपटें

तनाव को पूरी तरह से खत्म करना संभव नहीं है, लेकिन ऐसे कई तरीके हैं जिन
आप तनाव को प्रबंधित कर सकते हैं और इसके नकारात्मक प्रभावों को कम क
सकते हैं। यहां कुछ युक्तियां हैं:

- **शारीरिक गतिविधि:** नियमित व्यायाम तनाव को कम करने और मूड क
बेहतर बनाने में मदद कर सकता है।
- **आराम तकनीकें:** विश्राम तकनीकें जैसे कि ध्यान, गहरी साँस लेना औ
योग तनाव को कम करने और शांति बढ़ाने में मदद कर सकती हैं।
- **समय प्रबंधन:** समय प्रबंधन कौशल विकसित करने से आपको समय क
कमी और दबाव से संबंधित तनाव को कम करने में मदद मिल सकती है।
- **सकारात्मक सोच:** सकारात्मक सोच आपको तनावपूर्ण स्थितियों
अधिक सकारात्मक दृष्टिकोण रखने में मदद कर सकती है।

- **सामाजिक समर्थन:** दोस्तों, परिवार और अन्य प्रियजनों के साथ समय बिताने से तनाव को कम

अलग-अलग तनाव प्रबंधन तकनीकें

तनाव क्या है?

तनाव एक सामान्य भावना है जो सभी को समय-समय पर महसूस होती है। य
तब हो सकता है जब आप किसी कठिन परिस्थिति से गुजर रहे हों, जैसे कि का
पर एक बड़ी परियोजना को पूरा करना या किसी प्रियजन की बीमारी से निपटन
तनाव के कुछ सामान्य लक्षणों में चिंता, सिरदर्द, मांसपेशियों में तनाव, और नी
की समस्याएं शामिल हैं।

तनाव का प्रबंधन क्यों जरूरी है?

जब तनाव लंबे समय तक बना रहता है, तो यह आपके शारीरिक और मानसि
स्वास्थ्य पर नकारात्मक प्रभाव डाल सकता है। यह हृदय रोग, स्ट्रोक, अवसा
और चिंता जैसी गंभीर स्वास्थ्य समस्याओं के खतरे को बढ़ा सकता है। इसलि
तनाव को प्रबंधित करना आवश्यक है ताकि आप एक स्वस्थ और खुशहाल जीव
जी सकें।

अलग-अलग तनाव प्रबंधन तकनीकें

तनाव को प्रबंधित करने के लिए कई अलग-अलग तकनीकें हैं। कुछ लोगों के लि
कुछ तकनीकें दूसरों की तुलना में बेहतर काम कर सकती हैं। यह महत्वपूर्ण
कि आप अपने लिए सबसे अच्छी तकनीक खोजें और इसे नियमित रूप से करें।

यहाँ कुछ सामान्य तनाव प्रबंधन तकनीकें हैं:

- **व्यायाम:** व्यायाम तनाव को कम करने और आपके समग्र स्वास्थ्य व
  बेहतर बनाने का एक शानदार तरीका है। दिन में कम से कम 30 मिनट व
  मध्यम-तीव्र गतिविधि का लक्ष्य रखें।
- **आराम तकनीकें:** विश्राम तकनीकें जैसे कि गहरी साँस लेना और ध्य
  तनाव को कम करने और आपके मन और शरीर को शांत करने में मद
  कर सकती हैं।

- **समय प्रबंधन:** जब आप अपनी समय-सारणी को नियंत्रित करते हैं, तो आप तनाव को कम कर सकते हैं और अधिक आराम महसूस कर सकते हैं। अपने कार्यों को प्राथमिकता दें और यथार्थवादी लक्ष्य निर्धारित करें।
- **सामाजिक समर्थन:** मजबूत सामाजिक संबंध तनाव को प्रबंधित करने में मदद कर सकते हैं। अपने दोस्तों और परिवार के सदस्यों से जुड़े रहें और उनसे मदद मांगने से न डरें।
- **स्व-देखभाल:** स्व-देखभाल का मतलब है कि आप अपनी शारीरिक और मानसिक जरूरतों का ध्यान रखें। पर्याप्त नींद लें, स्वस्थ खाएं और नियमित व्यायाम करें। आपको उन गतिविधियों के लिए समय भी निकालना चाहिए जिनका आप आनंद लेते हैं।

नाव प्रबंधन के लिए कुछ अतिरिक्त टिप्स

- **तनाव के स्रोतों को पहचानें:** तनाव को प्रभावी ढंग से प्रबंधित करने के लिए, यह महत्वपूर्ण है कि आप उन चीजों को पहचानें जो आपको तनाव देती हैं। एक बार जब आप अपने तनाव के स्रोतों को जान जाते हैं, तो आप उनसे बचने या उनसे निपटने के तरीके खोज सकते हैं।
- **तनावपूर्ण परिस्थितियों से निपटना सीखें:** जब आप एक तनावपूर्ण स्थिति में हों, तो कुछ गहरी साँसें लें और अपने आप को याद दिलाएँ कि आप स्थिति को नियंत्रित कर सकते हैं। यदि आवश्यक हो, तो मदद के लिए किसी मित्र, परिवार के सदस्य या पेशेवर से संपर्क करें।
- **अपनी जीवनशैली में बदलाव करें:** कुछ जीवनशैली में बदलाव करने से आपको तनाव को प्रबंधित करने में मदद मिल सकती है। उदाहरण के लिए, पर्याप्त नींद लेना, स्वस्थ खाना और नियमित व्यायाम करना सभी तनाव को कम करने में मदद कर सकते हैं।
- **पेशेवर मदद लें:** यदि आप महसूस करते हैं कि आप तनाव को अपने आप नहीं प्रबंधित कर सकते हैं, तो पेशेवर मदद लेने में संकोच न करें। एक मानसिक स्वास्थ्य पेशेवर आपको तनाव को प्रबंधित करने और अपने समग्र मानसिक स्वास्थ्य को बेहतर बनाने में मदद कर सकता है।

स्ट्रेस-फ्री लाइफस्टाइल कैसे बनाएं

आज की भागदौड़ भरी जिंदगी में तनाव होना आम बात है। लेकिन अगर तन को लंबे समय तक अनदेखा किया जाए तो यह शारीरिक और मानसिक स्वा के लिए गंभीर समस्याएं पैदा कर सकता है। इसलिए जरूरी है कि हम एक ऐ लाइफस्टाइल अपनाएं जिससे तनाव को कम किया जा सके।

यहां कुछ टिप्स दिए गए हैं जिनकी मदद से आप एक तनाव-मुक्त जीवनशैली ब सकते हैं:

अपनी नींद पूरी करें: नींद की कमी तनाव का एक प्रमुख कारण हो सकती इसलिए सुनिश्चित करें कि आप हर रात 7-8 घंटे की नींद लें।

स्वस्थ आहार लें: जो आप खाते हैं वह आपके मूड और ऊर्जा के स्तर पर ब प्रभाव डालता है। इसलिए संसाधित खाद्य पदार्थों, चीनी और कैफीन का से कम करें और इसके बजाय ताजे फल, सब्जियां और साबुत अनाज खाएं।

नियमित रूप से व्यायाम करें: व्यायाम तनाव को कम करने और आपके मूड बेहतर बनाने का एक शानदार तरीका है। हर हफ्ते कम से कम 30 मिनट मध्यम तीव्रता वाली शारीरिक गतिविधि करें।

अपने लिए समय निकालें: यह महत्वपूर्ण है कि आप हर दिन अपने लिए कु समय निकालें और कुछ ऐसा करें जिसका आप आनंद उठाते हैं। यह पढ़ संगीत सुनना, ध्यान करना या बस कुछ भी नहीं करना हो सकता।

नकारात्मक लोगों से दूर रहें: नकारात्मक लोग आपके तनाव के स्तर को ब सकते हैं। इसलिए उन लोगों के आसपास रहने की कोशिश करें जो सकारात् और उत्साहजनक हैं।

अपने विचारों को नियंत्रित करें: आपके विचार आपके मनोदशा और तनाव स्तर पर बहुत प्रभाव डालते हैं। इसलिए अपने विचारों को नियंत्रित करना सी जब भी आप कोई नकारात्मक विचार सोचें, तो उसे सकारात्मक विचार से बद की कोशिश करें।

पनी भावनाओं को व्यक्त करें: यह महत्वपूर्ण है कि आप अपनी भावनाओं को स्वीकार करें और उन्हें व्यक्त करें। अपने आप को बोतलबंद न करें, क्योंकि यह तनाव को बढ़ा सकता है। अपने दोस्तों, परिवार या किसी थेरेपिस्ट से बात करें कि आप कैसा महसूस कर रहे हैं।

हां कुछ अतिरिक्त टिप्स दिए गए हैं जो आपको एक तनाव-मुक्त जीवनशैली बनाने में मदद कर सकते हैं:

कृति में समय बिताएं: प्रकृति में समय बिताना तनाव को कम करने और आपके मूड को बेहतर बनाने का एक शानदार तरीका है। इसलिए सप्ताह में कम से कम एक बार किसी पार्क, जंगल या समुद्र तट पर जाने की कोशिश करें।

ध्यान करें: ध्यान तनाव को कम करने और आपके मन को शांत करने का एक प्रभावी तरीका है। हर दिन कुछ मिनट के लिए ध्यान करने की कोशिश करें।

गीत सुनें: संगीत सुनना आपके मूड को बेहतर बनाने और तनाव को कम करने का एक शानदार तरीका है। अपने पसंदीदा संगीत को सुनें और अपने आप को उसके ताल में बह जाने दें।

मसाज लें: मालिश आपके शरीर और मन को तनाव से मुक्त करने का एक शानदार तरीका है। यदि संभव हो तो, हर महीने एक बार मसाज लेने की कोशिश करें।

हंसें: हंसना तनाव को कम करने और आपके मूड को बेहतर बनाने का सबसे अच्छा तरीका है। इसलिए अपने आप को खुश रखने और हर दिन हंसने की कोशिश करें।

यदि आप इन टिप्स को फॉलो करते हैं, तो आप एक तनाव-मुक्त जीवनशैली बना सकते हैं और अपने शारीरिक और मानसिक स्वास्थ्य को बेहतर बना सकते हैं।

रोजमर्रा की जिंदगी में तनाव को प्रबंधित करने के टिप्स

तनाव आज की भागदौड़ भरी जिंदगी का एक हिस्सा बन गया है। यह काम,
परिवार, रिश्तों या जीवन की अन्य परिस्थितियों से उत्पन्न हो सकता है। हालांकि
तनाव का कुछ स्तर सामान्य है, लेकिन यदि इसे प्रबंधित नहीं किया जाता है तो यह
आपके शारीरिक और मानसिक स्वास्थ्य को गंभीर रूप से प्रभावित कर सकता
है।

यहाँ कुछ युक्तियाँ दी गई हैं जिनकी मदद से आप अपनी रोजमर्रा की जिंदगी में
तनाव को प्रबंधित कर सकते हैं:

1. अपने तनाव के ट्रिगरों को पहचानें: आपके तनाव के ट्रिगर वे चीजें, लोग या
परिस्थितियां हैं जो आपको तनाव देती हैं। एक बार जब आप अपने तनाव के
ट्रिगरों को जान लेते हैं, तो आप उनसे बचने या उनसे निपटने के तरीके खोज
सकते हैं।

2. अपनी सीमाओं को निर्धारित करें: यह महत्वपूर्ण है कि आप अपनी सीमाओं को
निर्धारित करें और नहीं कहना सीखें। यदि आप अधिक काम कर रहे हैं या अपनी
क्षमता से अधिक जिम्मेदारियां ले रहे हैं, तो यह तनाव का कारण बन सकता है।
इसलिए अपनी सीमाओं को जानना और उन्हें दूसरों के साथ संवाद करना
महत्वपूर्ण है।

3. समय प्रबंधन कौशल विकसित करें: समय प्रबंधन कौशल आपको अपने कार्य
को प्रभावी ढंग से प्रबंधित करने और समय सीमा को पूरा करने में मदद कर
सकते हैं। इससे तनाव को कम करने में मदद मिल सकती है।

4. विश्राम तकनीक सीखें: विश्राम तकनीक, जैसे कि गहरी साँस लेना, ध्यान और
योग, तनाव को कम करने और आपके मन और शरीर को शांत करने में मदद कर
सकती हैं। हर दिन कुछ मिनट के लिए विश्राम तकनीक का अभ्यास करने की
कोशिश करें।

. स्वस्थ जीवनशैली अपनाएं: एक स्वस्थ जीवनशैली अपनाने का मतलब है कि आप स्वस्थ आहार खाएं, नियमित रूप से व्यायाम करें और पर्याप्त नींद लें। जब आप शारीरिक और मानसिक रूप से स्वस्थ होते हैं, तो आप बेहतर तरीके से नाव से निपट सकते हैं।

. सहायक लोगों के साथ जुड़ें: सहायक लोगों के साथ जुड़ने से आपको तनाव से निपटने में मदद मिल सकती है। उन लोगों के साथ समय बिताएं जो आपको समझते हैं और आपका समर्थन करते हैं। आप अपने दोस्तों, परिवार के सदस्यों ा किसी थेरेपिस्ट से बात कर सकते हैं।

. पेशेवर मदद लें: यदि आप अपने तनाव को प्रबंधित करने में असमर्थ हैं, तो शेवर मदद लेने में संकोच न करें। थेरेपिस्ट आपको तनाव को प्रबंधित करने और वस्थ मैकेनिज्म विकसित करने में मदद कर सकते हैं।

हाँ कुछ अतिरिक्त युक्तियाँ दी गई हैं जिनकी मदद से आप अपनी रोजमर्रा की ज़िंदगी में तनाव को प्रबंधित कर सकते हैं:

कृति में समय बिताएं: प्रकृति में समय बिताना तनाव को कम करने और आपके ूड को बेहतर बनाने का एक शानदार तरीका है। इसलिए सप्ताह में कम से कम क बार किसी पार्क, जंगल या समुद्र तट पर जाने की कोशिश करें।

ंगीत सुनें: संगीत सुनना आपके मूड को बेहतर बनाने और तनाव को कम करने ग एक शानदार तरीका है। अपने पसंदीदा संगीत को सुनें और अपने आप को सके ताल में बह जाने दें।

सें: हंसना तनाव को कम करने और आपके मूड को बेहतर बनाने का सबसे च्छा तरीका है। इसलिए अपने आप को खुश रखने और हर दिन हंसने की ोशिश करें।

ज़े करें: यह महत्वपूर्ण है कि आप अपने आप को मज़े करने और उन चीजों को ारने का समय दें जो आपका आनंद लेते हैं। यह आपको तनाव से मुक्त रहने और पने जीवन का आनंद लेने में मदद करेगा।

सामान्य तनाव प्रबंधन मिथकों का भंडाफोड़

तनाव आज के समय की एक आम समस्या है। यह हमारी व्यक्तिगत औ
व्यावसायिक जिंदगी के विभिन्न पहलुओं से उत्पन्न हो सकता है। तनाव से निपट
के लिए कई तरीके हैं, लेकिन कुछ मिथक हैं जो तनाव प्रबंधन के बारे में प्रचलि
हैं। इन मिथकों को तोड़ना महत्वपूर्ण है ताकि हम तनाव को प्रभावी ढंग से प्रबंधि
कर सकें।

मिथक 1: तनाव से बचना संभव है।

सच्चाई यह है कि तनाव से पूरी तरह बचना संभव नहीं है। तनाव जीवन का एव
स्वाभाविक हिस्सा है। लेकिन हम तनाव को प्रबंधित कर सकते हैं और इसव
प्रभावों को कम कर सकते हैं।

मिथक 2: तनाव हमेशा बुरी चीज है।

सभी तनाव बुरा नहीं होता है। थोड़ा तनाव हमें प्रेरित कर सकता है और अप
लक्ष्यों को प्राप्त करने में मदद कर सकता है। लेकिन जब तनाव बहुत अधिक र
लंबे समय तक रहता है, तो यह हमारे स्वास्थ्य पर नकारात्मक प्रभाव डाल सक
है।

मिथक 3: कुछ लोग दूसरों की तुलना में अधिक तनाव-प्रतिरोधी होते हैं।

सभी लोग तनाव का अनुभव अलग तरीके से करते हैं। कुछ लोग दूसरों की तुल
में तनाव को बेहतर तरीके से प्रबंधित करने में सक्षम हो सकते हैं, लेकिन कोई भ
पूरी तरह से तनाव-प्रतिरोधी नहीं होता है।

मिथक 4: तनाव को प्रबंधित करने के लिए आपको महंगे पाठ्यक्रमों या विशेष
की मदद की आवश्यकता है।

े कई सरल और मुफ्त तरीके हैं जिनसे आप तनाव को प्रबंधित कर सकते हैं। से, व्यायाम करना, विश्राम तकनीक सीखना और स्वस्थ जीवनशैली अपनाना। दे आप तनाव को प्रबंधित करने में संघर्ष कर रहे हैं, तो आप किसी थेरेपिस्ट या उंसलर से मदद ले सकते हैं।

थक 5: तनाव का कोई समाधान नहीं है।

ाव का समाधान है। आप तनाव को प्रबंधित करने और इसके प्रभावों को कम रने के लिए कई चीजें कर सकते हैं। जैसे, अपने तनाव के ट्रिगर्स को पहचानना, ननी सीमाओं को निर्धारित करना, समय प्रबंधन कौशल विकसित करना, श्राम तकनीक सीखना, स्वस्थ जीवनशैली अपनाना और सहायक लोगों के साथ ड़ना।

गं कुछ और आम तनाव प्रबंधन मिथकों को खारिज किया गया है:

दद मांगना कमजोरी की निशानी है। यह सच नहीं है। मदद मांगना ताकत की शानी है। यह दर्शाता है कि आप जानते हैं कि आपको मदद की आवश्यकता है र आप इसे प्राप्त करने के लिए तैयार हैं।

ाव को कम करने के लिए मुझे अपना सब कुछ छोड़ देना होगा। यह सच नहीं तनाव को कम करने के कई सरल तरीके हैं जिन्हें आप अपने व्यस्त जीवन में मिल कर सकते हैं। जैसे, कुछ मिनट के लिए गहरी साँस लेना, ध्यान करना, या गति में टहलना।

ाव को प्रबंधित करना एक आजीवन संघर्ष है। यह सच नहीं है। तनाव प्रबंधन ग कौशल है जिसे आप सीख सकते हैं और अभ्यास कर सकते हैं। जितना धेक आप तनाव प्रबंधन का अभ्यास करेंगे, उतना ही आसान हो जाएगा।

दे आप तनाव प्रबंधन के बारे में इन मिथकों को मानते हैं, तो कृपया जान लें कि प अकेले नहीं हैं। बहुत से लोग इन मिथकों को मानते हैं। लेकिन महत्वपूर्ण न यह है कि इन मिथकों को तोड़ें और तनाव प्रबंधन के बारे में सच्चाई जानें।

ताकि आप अपने जीवन में तनाव को प्रभावी ढंग से प्रबंधित कर सकें और ए
स्वस्थ और खुशहाल जीवन जी सकें।

Chapter 5: Conclusion

Chapter 5: निष्कर्ष

स्तक के प्रमुख बिंदुओं का सारांश

किसी भी पुस्तक के प्रमुख बिंदुओं का सारांश उसकी मुख्य बातों को संक्षिप्त रूप प्रस्तुत करना है। यह लेखन के प्रारूप पर निर्भर करता है, लेकिन आम तौर पर समें निम्नलिखित शामिल होते हैं:

स्तक का विषय या मुख्य विचार

स्तक के मुख्य तर्क या बिंदु

स्तक के समर्थन में प्रस्तुत किए गए मुख्य साक्ष्य

स्तक के निष्कर्ष या सिफारिशें

रांश लिखते समय यह महत्वपूर्ण है कि आप मूल पुस्तक के प्रति सच्चे रहें और पनी स्वयं की व्याख्या या राय शामिल न करें। आपको यह भी सुनिश्चित करना हिए कि आपका सारांश संक्षिप्त और स्पष्ट हो, और यह मूल पुस्तक की मुख्य तों को सही ढंग से प्रस्तुत करता हो।

हाँ एक पुस्तक के प्रमुख बिंदुओं का एक उदाहरण सारांश है:

स्तक का विषय: स्ट्रेस मैनेजमेंट

स्तक के मुख्य तर्क या बिंदु:

नाव जीवन का एक स्वाभाविक हिस्सा है, लेकिन इसे प्रबंधित किया जा सकता।

नाव के कई सकारात्मक प्रभाव भी हैं, जैसे कि हमें प्रेरित करना और हमारे क्ष्यों को प्राप्त करने में मदद करना।

तनाव के नकारात्मक प्रभावों से बचने के लिए, हमें अपने तनाव के ट्रिगर्स क पहचानना और उन्हें प्रबंधित करना सीखना चाहिए।

पुस्तक के समर्थन में प्रस्तुत किए गए मुख्य साक्ष्य:

पुस्तक में तनाव प्रबंधन पर किए गए विभिन्न शोध अध्ययनों के परिणामों क उल्लेख किया गया है।

पुस्तक में तनाव प्रबंधन के लिए विभिन्न तकनीकों का भी वर्णन किया गया है, जै कि विश्राम तकनीक, समय प्रबंधन कौशल, और स्वस्थ जीवनशैली अपनाना।

पुस्तक के निष्कर्ष या सिफारिशें:

पुस्तक इस निष्कर्ष के साथ समाप्त होती है कि तनाव प्रबंधन एक कौशल है जि सीखा और अभ्यास किया जा सकता है।

पुस्तक में पाठकों को सलाह दी जाती है कि वे अपने तनाव के स्तर को कम कर के लिए तनाव प्रबंधन तकनीकों का अभ्यास करें और एक स्वस्थ जीवनशैल अपनाएं।

यह केवल एक उदाहरण है, और एक पुस्तक के प्रमुख बिंदुओं का सारांश उसक विशिष्ट सामग्री पर निर्भर करेगा। लेकिन सामान्य तौर पर, एक अच्छे सारांश ऊपर बताए गए सभी तत्व शामिल होने चाहिए।

वस्थ जीवन शैली बनाए रखने के टिप्स

ाज की भागदौड़ भरी जिंदगी में स्वस्थ रहना एक चुनौती बन गया है। लेकिन यह ासंभव नहीं है। कुछ सरल परिवर्तन करके आप अपनी जीवनशैली को स्वस्थ ना सकते हैं और अपने शारीरिक और मानसिक स्वास्थ्य को बेहतर बना सकते ।

हाँ कुछ टिप्स दिए गए हैं जिनकी मदद से आप स्वस्थ जीवनशैली बनाए रख कते हैं:

. स्वस्थ आहार लें: एक स्वस्थ आहार में फल, सब्जियां, साबुत अनाज और दुबला ोटीन शामिल होते हैं। यह संसाधित खाद्य पदार्थों, चीनी और अस्वास्थ्यकर वसा ं कम होना चाहिए।

. नियमित रूप से व्यायाम करें: व्यायाम तनाव को कम करने, आपके मूड को हतर बनाने और आपके समग्र स्वास्थ्य में सुधार करने के लिए बहुत अच्छा है। र हफ्ते कम से कम 150 मिनट की मध्यम-तीव्रता वाली एरोबिक गतिविधि या 75 ोनट की जोरदार-तीव्रता वाली एरोबिक गतिविधि करें। साथ ही, हर हफ्ते कम से म दो दिन मांसपेशियों को मजबूत करने वाली गतिविधियाँ करें।

. पर्याप्त नींद लें: नींद आपके शारीरिक और मानसिक स्वास्थ्य के लिए आवश्यक । वयस्कों को रात में हर रात 7-8 घंटे की नींद लेनी चाहिए।

. तनाव को प्रबंधित करें: तनाव आपके समग्र स्वास्थ्य पर नकारात्मक प्रभाव ाल सकता है। इसलिए तनाव को प्रबंधित करना महत्वपूर्ण है। तनाव को प्रबंधित रने के कई तरीके हैं, जैसे कि व्यायाम करना, विश्राम तकनीक सीखना और ास्थ जीवनशैली अपनाना।

. धूम्रपान और शराब से बचें: धूम्रपान और शराब आपके स्वास्थ्य के लिए ानिकारक हैं। धूम्रपान और शराब से बचना आपके स्वास्थ्य को बेहतर बनाने ग सबसे अच्छा तरीका है।

6. नियमित रूप से चिकित्सा जांच करवाएं: नियमित रूप से चिकित्सा जां
करवाने से आप अपने स्वास्थ्य की स्थिति को जान सकते हैं और किसी भ
संभावित स्वास्थ्य समस्या का 早期 निदान और उपचार कर सकते हैं।

यहाँ कुछ अतिरिक्त टिप्स दिए गए हैं जिनकी मदद से आप स्वस्थ जीवनशैल
बनाए रख सकते हैं:

सकारात्मक लोगों के साथ जुड़ें: सकारात्मक लोगों के साथ जुड़ने से आपके मू
को बेहतर बनाने और स्वस्थ जीवनशैली बनाए रखने में मदद मिलती है।

प्रकृति में समय बिताएं: प्रकृति में समय बिताना तनाव को कम करने और आपव
समग्र स्वास्थ्य में सुधार करने के लिए बहुत अच्छा है।

नया सीखें: नया सीखने से आपके मस्तिष्क को सक्रिय रखने और तनाव को क
करने में मदद मिलती है।

आनंद लें: जीवन का आनंद लेना आपके समग्र स्वास्थ्य के लिए महत्वपूर्ण है। ऐर
गतिविधियाँ करें जो आपको खुश करें और आपको तनावमुक्त महसूस कराएँ।

स्वस्थ जीवनशैली बनाए रखने के लिए यह महत्वपूर्ण है कि आप छोटे-छो
परिवर्तन करें और उन्हें अपनी जीवनशैली में शामिल करें। एक बार जब आप इ
परिवर्तनों को अपनी आदत बना लेते हैं, तो आप स्वस्थ रह सकेंगे और अप
जीवन का आनंद ले सकेंगे।

स्थ जीवन शैली के बारे में अधिक जानकारी के लिए संसाधन

स्थ जीवन शैली बनाए रखने के लिए यह महत्वपूर्ण है कि आप सटीक और
श्वसनीय जानकारी प्राप्त करें। यहां कुछ संसाधन दिए गए हैं जहां आप स्वस्थ
वन शैली के बारे में अधिक जानकारी प्राप्त कर सकते हैं:

कारी वेबसाइट: भारत सरकार की स्वास्थ्य और परिवार कल्याण मंत्रालय की
साइट पर स्वस्थ जीवन शैली के बारे में विस्तृत जानकारी उपलब्ध है। इस
साइट पर आपको स्वस्थ आहार, नियमित व्यायाम, पर्याप्त नींद और तनाव
धन के बारे में जानकारी मिलेगी।

ास्थ्य संगठनों की वेबसाइट: भारतीय आयुर्विज्ञान अनुसंधान परिषद और विश्व
ास्थ्य संगठन जैसी स्वास्थ्य संगठनों की वेबसाइटों पर भी स्वस्थ जीवन शैली के
र में विश्वसनीय जानकारी उपलब्ध है।

ास्थ्य पत्रिकाएं और वेबसाइटें: ऐसी कई स्वास्थ्य पत्रिकाएं और वेबसाइटें हैं जो
स्थ जीवन शैली के बारे में लेख प्रकाशित करती हैं। इन पत्रिकाओं और
साइटों को चुनते समय यह सुनिश्चित करें कि वे विश्वसनीय स्रोतों से जानकारी
त करते हैं।

क्टर या आहार विशेषज्ञ: यदि आपके पास स्वस्थ जीवन शैली के बारे में कोई
 या चिंता है, तो आप अपने डॉक्टर या आहार विशेषज्ञ से बात कर सकते हैं। वे
पको आपके लिए सर्वोत्तम स्वस्थ जीवन शैली योजना विकसित करने में मदद
र सकते हैं।

ां कुछ अतिरिक्त संसाधन दिए गए हैं जहां आप स्वस्थ जीवन शैली के बारे में
धिक जानकारी प्राप्त कर सकते हैं:

तकें: स्वस्थ जीवन शैली के बारे में कई किताबें उपलब्ध हैं। इन किताबों में
पको स्वस्थ आहार, नियमित व्यायाम, पर्याप्त नींद और तनाव प्रबंधन के बारे में
स्तृत जानकारी मिलेगी।

वीडियो: स्वस्थ जीवन शैली के बारे में कई वीडियो भी उपलब्ध हैं। इन वीडियो आपको स्वस्थ व्यंजन बनाने, व्यायाम करने और विश्राम तकनीक सीखने तरीके के बारे में जानकारी मिलेगी।

ऐप्स: स्वस्थ जीवन शैली के बारे में कई ऐप्स भी उपलब्ध हैं। इन ऐप्स में आप अपने कैलोरी सेवन को ट्रैक करने, व्यायाम करने और अपनी नींद की गुणव को ट्रैक करने में मदद मिल सकती है।

स्वस्थ जीवन शैली बनाए रखने के लिए यह महत्वपूर्ण है कि आप स्वयं को शिक्ष करें और विश्वसनीय स्रोतों से जानकारी प्राप्त करें। ऊपर दिए गए संसाधनों उपयोग करके, आप स्वस्थ जीवन शैली के बारे में अधिक जानकारी प्राप्त क सकते हैं और अपनी जीवनशैली में स्वस्थ परिवर्तन करने शुरू कर सकते हैं।